Le

Sanatorium

de

Dugny

(SEINE)

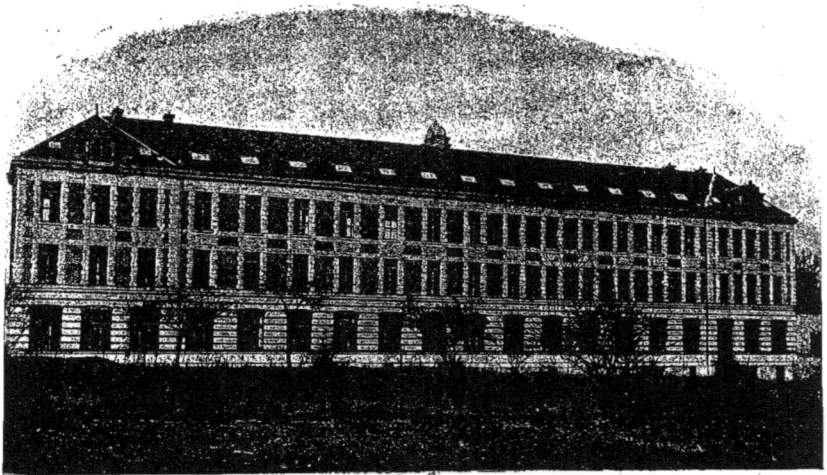

BATIMENT PRINCIPAL. FAÇADE EST.

La Lutte contre la Tuberculose

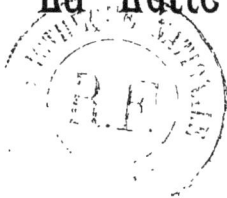

LE

SANATORIUM

DE

DUGNY

(SEINE)

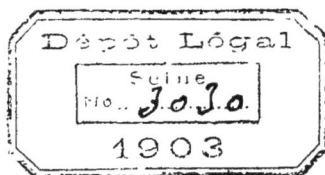

PARIS
IMPRIMERIE GUSTAVE PICQUOIN
53, RUE DE LILLE

La Lutte contre la Tuberculose

LA TUBERCULOSE

> « *Cette maladie (la tuberculose), qui s'acharne*
> *sur l'humanité, est curable dans le plus grand*
> *nombre des cas.* » (Professeur BOUCHARD).
> « *La Tuberculose est la plus curable des mala-*
> *dies chroniques* ». (Professeur GRANCHER).
> « *Les cas désespérés peuvent guérir* ».
> (N. GUENEAU DE MUSSY).

Ravages de la Tuberculose. — « *Mal terrible*
» *qui frappe en tous lieux, sans compter ses victimes,*
» *et qui semble croître avec les progrès mêmes de la*
» *civilisation ; mal héréditaire que les parents trans-*
» *mettent à leur famille plus sûrement que leur for-*
» *tune, et qui, dès la naissance, marque l'enfant de son*
» *sceau fatal ; mal contagieux dont ne préservent ni la*
» *jeunesse, ni la richesse, la Tuberculose est un des*
» *fléaux les plus redoutables de l'humanité.*

» *Le nombre des victimes qu'elle fait est effrayant :*
» *un quart du genre humain succombe sous ses coups.*

» *La phtisie pulmonaire tue à Paris dix mille indi-*
» *vidus par an ;... la mortalité par la tuberculose pul-*
» *monaire peut être évaluée, pour l'Europe seule, à un*
» *million de victimes par an (1).* »

(1) Dr SICARD DE PLAUZOLES : *la Tuberculose* (Schleicher frères, Editeurs, Paris).

Curabilité de la Tuberculose. — *La Tuberculose est curable. « Nous sommes arrivés, dit le Dr Knopf dans son bel ouvrage sur les Sanatoria, grâce aux progrès de la science, à faire reculer des maladies telles que la peste, la variole, qui autrefois décimaient les populations autant et plus que la Tuberculose aujourd'hui ; la phtisie pulmonaire n'est pas plus difficile à combattre, si nous voulons mettre en usage tous les moyens qui sont entre nos mains (1). »*

Cette assertion est confirmée par l'opinion de M. le professeur Bouchard, citée plus haut, et par l'avis des plus éminents phtisiologues de tous les pays.

Quels que soient les mérites des remèdes proposés pour la guérison de la Tuberculose, il faut se résoudre, avec le Dr Knopf, « après mûre réflexion, et en se fondant sur l'expérience de nombreux maîtres, à mettre sa confiance et sa conviction dans la prophylaxie, dans l'hygiène, dans un régime approprié, et surtout dans les établissements fermés. »

Des Sanatoria et du traitement hygiéno-diététique en général. — *« Un Sanatorium est un établis-*
» sement fermé où les malades atteints de Tuberculose
» pulmonaire à divers degrés sont reçus pour se sou-
» mettre surtout au traitement hygiéno-diététique, sous
» la surveillance constante d'un médecin. » (2)

« Les climats où l'on construit les Sanatoria sont
» extrêmement variés, car on a reconnu qu'il n'y a pas
» de climats spécifiques ; mais seulement des régions où

(1) Dr S. A. KNOPF : *Les Sanatoria* (G. Carré et G. Naud, Editeurs, Paris.)
(2) *Id. ibid.*

» le traitement hygiéno-diététique peut être suivi plus
« avantageusement que dans d'autres ; cela veut dire
» que le meilleur emplacement, c'est l'endroit où le
» malade peut séjourner le plus longtemps entièrement
» à l'air libre. Néanmoins, il faut faire exception pour
» les climats trop chauds ou trop froids. Mais au point
» de vue du choix d'un Sanatorium pour un malade, le
» médecin consulté doit veiller à ce que la différence
» entre le climat de la demeure actuelle et le climat du
» Sanatorium où le patient doit être envoyé ne soit pas
» trop grande. » (1)

« Les objections qu'on a faites au point de vue du
» danger de l'accumulation des phtisiques dans un
» Sanatorium pour les malades eux-mêmes, pour les
» infirmiers, le personnel de l'établissement et pour le
» voisinage, sont aujourd'hui sans aucune valeur. » (2)

De même, à ceux qui prétendent que le Sanatorium
ne convient pas aux riches, il suffira de répondre que
si les privilégiés de la fortune s'entourent de moyens
préventifs et trouvent facilement chez eux toutes les
conditions requises de traitement et de régime, ils ne
sauraient se garantir du contact incessant et inévitable
des tuberculeux qui encombrent les rues et les établissements publics sans être soumis aux règles strictes,
à la discipline sévère qui régit le Sanatorium.

(1) Id. ibid.
(2) Id. ibid.

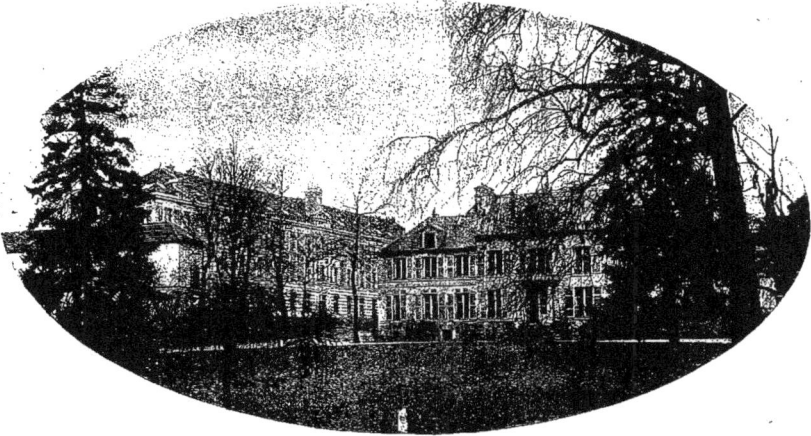

CHATEAU ET BATIMENT PRINCIPAL

Le Sanatorium de Dugny

au château de Dugny, par le Bourget (Seine).

Le sanatorium de Dugny a été bâti sur le plateau du Bourget, à trois kilomètres de cette ville, à dix kilomètres de Paris, dans un parc magnifique, de 120.000 mètres, bien aéré,

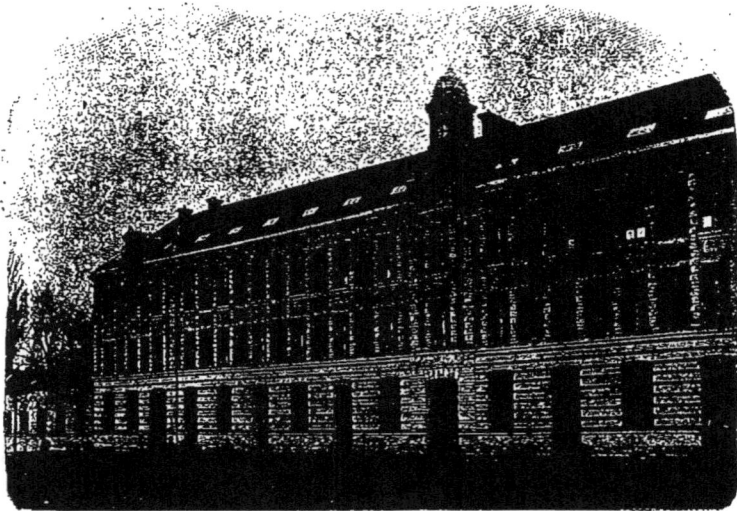

BATIMENT PRINCIPAL, FAÇADE OUEST

et abrité des vents par des bois de hautes futaies. Il est éloigné de toute habitation, de toute usine; l'air y est d'une pureté absolue.

Le sanatorium de Dugny est destiné aux adultes des deux sexes dont l'état réclame la cure d'air et de repos, anémiques,

chlorotiques, neurasthéniques, en général, et plus particulièrement les candidats à la tuberculose, les scrofuleux aux tuber-
culoses latentes, les tuberculeux du premier degré, et enfin ceux
du second degré qui, se trouvant dans certaines conditions
bien spécifiées, peuvent tirer un bénéfice du traitement en
établissement fermé.

Dans la création du sanatorium de Dugny, on a été guidé
par les principes scientifiques les plus généralement admis et
auxquels correspondent ces quatre mots : aération, repos, ali-
mentation, discipline.

Le bâtiment principal du sanatorium est l'un des plus grands
connus : il mesure 70 mètres de façade et se compose d'un rez-
de-chaussée et de trois étages comprenant en tout 200 chambres.
Ces chambres sont vastes, spacieuses et répondent aux derniers
progrès de l'art médical ; leur ventilation est assurée par des
fenêtres hautes et larges ; leurs angles sont arrondis ; les murs
sont enduits de ripolin, et les parquets, passés à la paraffine,
ne sont jamais balayés mais lavés au faubert. Le mobilier est
en laqué blanc et en fer ; ce souci de l'hygiène n'en exclut
cependant ni l'élégance ni le confortable. Toutes les précautions,
on le voit, sont prises pour que ces chambres puissent subir
les désinfections nécessaires et pour y éviter les poussières, ces
dangereux véhicules des germes morbides.

Le bâtiment du sanatorium proprement dit est divisé en
deux, dans toute sa hauteur pour la séparation des sexes.

Dans un bâtiment annexe se trouvent le réfectoire qui peut
contenir 196 malades par petites tables où chacun se place
selon ses goûts ; les cuisines, les salles de bains et d'hydrothérapie, la lingerie, le vestiaire avec deux cents cases, et enfin
deux laboratoires d'études de phtisiologie et un laboratoire
spécial pour la pharmacie.

Derrière le sanatorium et son annexe, dans un jardin des
plus fleuris et des mieux entretenus, est le salon de conversation ; on y trouve une bibliothèque, des journaux, des jeux

permis tels que les dominos, le jaquet, les échecs, les dames, un piano et une estrade pour les conférenciers et les artistes amateurs.

Des conférences médicales y sont faites par les professeurs de la Faculté de Paris sur la tuberculose et son traitement, par les médecins du sanatorium sur la discipline et son utilité, sur les règles à suivre au sanatorium et quand on en est sorti, etc. ;

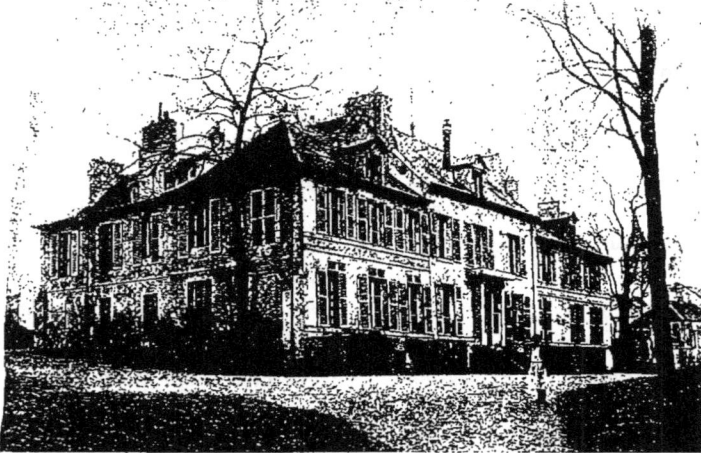

LE CHATEAU

des conférences littéraires, demandées à nos meilleurs écrivains, viennent de temps à autre apporter aux malades des distractions fort utiles à leur moral.

Dans un autre jardin se dresse, avec ses pignons et ses tourelles, le vieux château de Dugny ; c'est là que sont logées la Direction et l'Administration.

A la suite du château et près de la porte d'entrée, sont la ferme avec ses dépendances, écuries, étables, laiterie, basse-cour, un pigeonnier avec six mille cases, puis l'usine électrique pour l'éclairage du sanatorium, la pharmacie qui s'ouvre sur le village, servant également aux malades du sanatorium et aux habitants de Dugny ou des environs, et enfin le pavillon du gardien où l'on trouve les journaux et les cartes postales illustrées ainsi que le papier à lettre avec des reproductions très remarquables dues à la maison Bréger des photographies des principaux sites, des principales constructions du sanatorium.

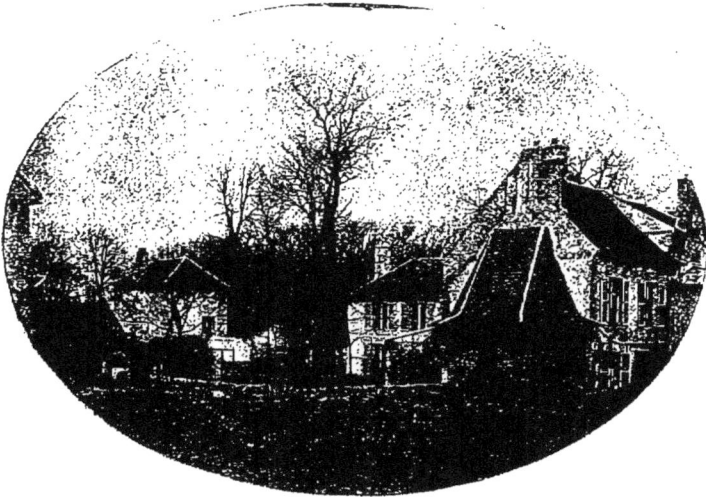

LA FERME

Nous avons dit que celui-ci était construit dans un parc de 120.000 mètres, clos de murs, avec des bois de pins et des futaies verdoyantes; ajoutons qu'une rivière, la Morée, prend sa source dans la propriété, y coule, se divise en trois bras baignant deux îles aux verdures exquises, s'arrondit ensuite en un joli lac pour aller rejoindre un peu plus loin le Croult et le Rouillon.

Sur une immense pelouse sont bâties les galeries de cure

d'air, exposées au Sud-Sud-Ouest et au Sud-Sud-Est, abritées des vents par des arbres séculaires; chacune des galeries correspond à un des étages du sanatorium, mais on n'y a pas exigé la division des sexes, pas plus qu'au restaurant.

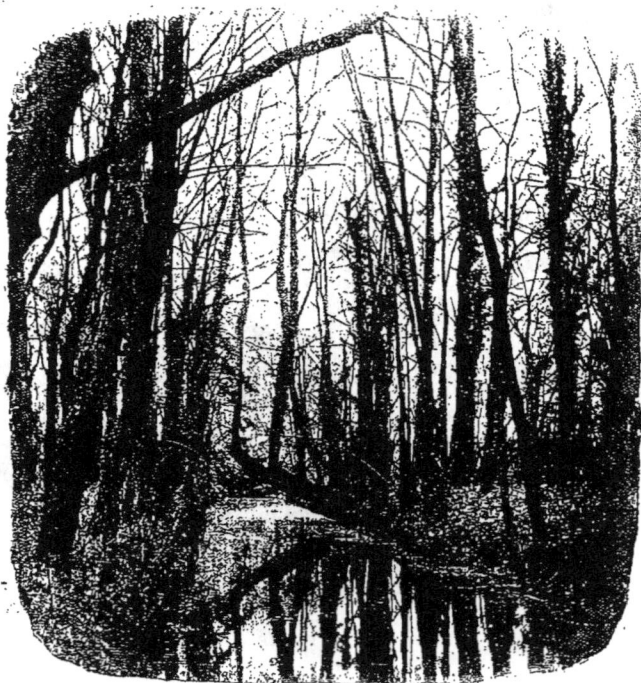

LA MORÉE
(qui arrose le parc)

Dans une autre partie du parc, d'autres galeries sont réservées à deux cents tuberculeux pauvres traités gratuitement (1).

Enfin un peu partout sont répandus de légers abris, des

(1) Voir plus loin : Caisse de Secours du Sanatorium de Dugny.

chaises, des tables, permettant aux malades de se reposer au cours de leurs promenades.

Le sanatorium de Dugny remplit donc toutes les conditions requises des établissements destinés aux tuberculeux ; il est *fermé, aseptique* et *discipliné*. Ces trois conditions ne sont pas exigées seulement dans l'intérêt des malades, mais encore dans celui des populations au milieu desquelles on installe un sanatorium. Pas un bacille ne doit et ne peut en sortir.

Il n'y a donc aucun danger pour le voisinage (1), et on peut affirmer qu'il vaut mieux pour un village posséder un sanatorium avec quatre cents tuberculeux soumis aux règles scientifiques d'une discipline raisonnée, que d'avoir dans ses rues trois phtisiques, errant en liberté, et disséminant partout leurs crachats meurtriers.

(1) Rapport de M. le Dr Brouardel au nom de la commission de la tuberculose (1900).

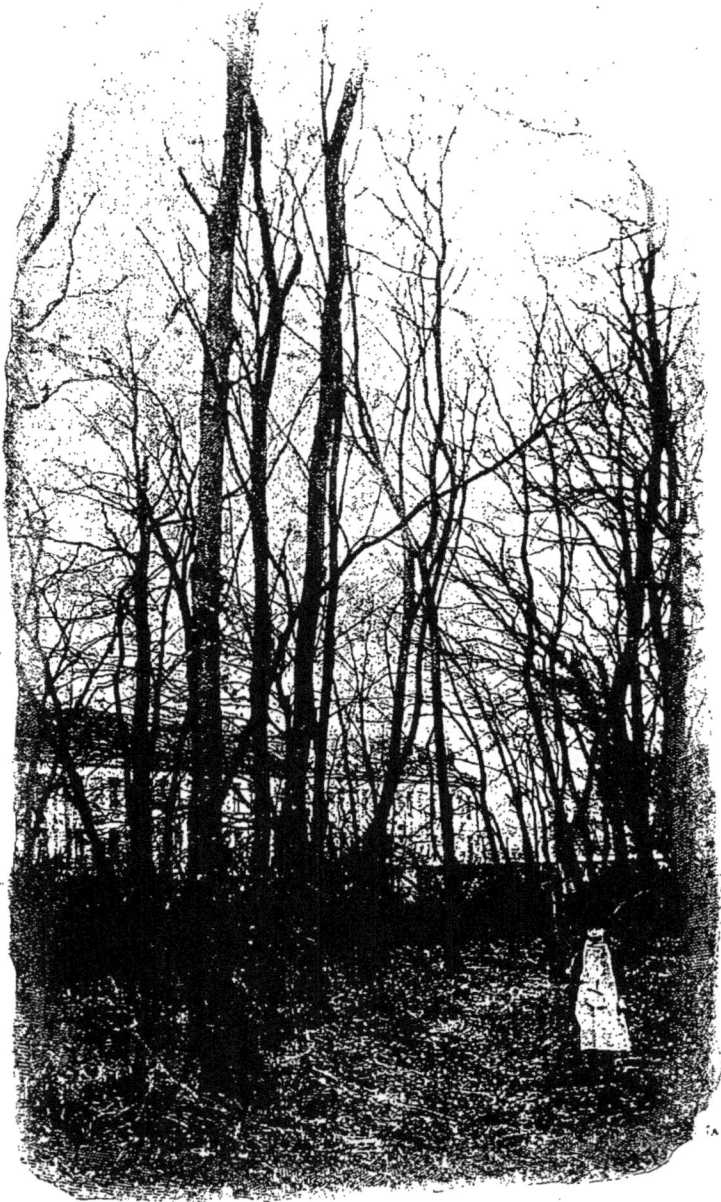

SOUS LA FUTAIE

RÈGLEMENT GÉNÉRAL

Admission. — Pour être admis au sanatorium de Dugny, il faut en faire la demande par écrit à M. Isch, secrétaire général, 28, rue Pigalle. A cette demande on joindra un certificat du médecin traitant, indiquant le diagnostic de la maladie, la gravité et l'étendue des lésions, et les principaux symptômes, avec le poids et la température moyenne. Tous les tuberculeux n'étant pas justiciables de la cure d'air, il est nécessaire de pouvoir, avant de prononcer l'admission, examiner les indications et contre-indications.

Cet examen est fait par les médecins du sanatorium réunis en comité chaque semaine sous la présidence du médecin en chef.

Lorsque l'admission est prononcée, le secrétaire général en avise l'intéressé et l'informe de la date à laquelle il pourra entrer dans l'établissement, date fixée par le directeur du sanatorium d'après le mouvement des entrées et des sorties. Une provision de 25 francs est alors envoyée par le malade; cette somme est défalquée du prix de la pension si le malade se rend au sanatorium à la date fixée; elle est au contraire acquise au sanatorium et versée à la caisse de secours des malades gratuits si le malade n'est pas arrivé à l'établissement vingt-quatre heures au plus après la date fixée, et il perd son tour.

La veille du jour où il doit entrer au sanatorium, le malade se présentera 28, rue Pigalle, de 2 heures à 4 heures, où le médecin de service l'examinera et établira une fiche de diagnostic détaillée qui sera transmise aux médecins du sanatorium et complétée par eux. Cet examen est gratuit.

Service médical. — Le service médical est assuré par un
médecin en chef, trois médecins·adjoints, cinq internes et le
nombre d'infirmiers et d'infirmières nécessaires empruntés
à l'Assistance publique, et dirigés par deux surveillantes
diplômées. Sur demande spéciale, les malades pourront recevoir
les soins d'une religieuse à leurs frais.

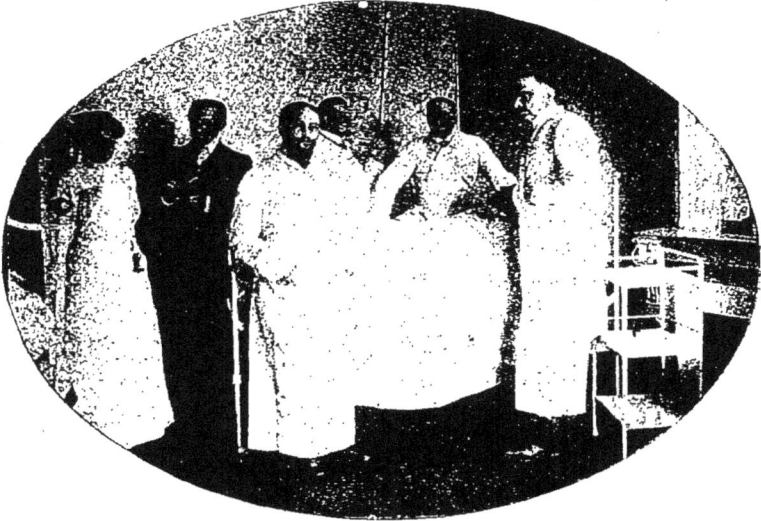

UNE CHAMBRE DE MALADE
La Visite

Les malades sont visités tous les matins par les médecins
traitants ; ils sont visités à nouveau le soir par les internes qui
doivent, d'ailleurs, être à leur disposition jour et nuit, pour
leur donner ces soins minutieux de tous les instants dont les
tuberculeux ont besoin plus qu'aucun autre malade.

Les anémiques, les neurasthéniques et ceux qu'en littérature
on appelle les « éreintés de la vie » sont traités à part et sans
contact direct avec les tuberculeux.

MÉDECIN EN CHEF

M. le docteur Guillaume Livet, ✪ I. C. ✠✠✠ ✿.
Consultations particulières, 17, avenue Niel, mardis,
jeudis, samedis, de 2 h. à 4 h.

MÉDECINS ADJOINTS

M. le docteur Meurice, 28, rue Pigalle, sur rendez-vous.
M. le docteur Braye de Chéreille, 15, rue Duret, mardis, jeudis,
samedis, de 2 h. à 4 h.

Laryngologie. — M. le docteur Mendelssohn, 1, place Wagram,
lundis, mercredis, vendredis, de 2 h. à 4 heures.
Radioscopie et radiographie. — M. le docteur Poirrier, 5, rue
Molière.
Bouche et dents. — M. le docteur Soulé, 63, rue de Rennes.
Chef du laboratoire de phtisiologie. — M. le docteur Braye de
Chéreille.
Pharmacien en chef. — M. Rigaud, pharmacien de 1re classe, au
Sanatorium.

ADMINISTRATION

Directeur du Sanatorium. — M. Gondamin, au château de Dugny.
Secrétaire général. — M. Isch, A. ✪, 28, rue Pigalle, de 2 h. à 4. h.
Inspecteur général. — M.   28, rue Pigalle, de 2 h. à 4 h.
Dame visiteuse. — Mme Bernard, 28, rue Pigalle, de 2 à 4 h. le
vendredi.

Bureau d'admission. — Le bureau d'admission, situé
rue Pigalle, 28, est plus spécialement sous la direction de
M. Isch. Les consultations y sont données gratuitement ainsi

que les certificats par un des médecins du Sanatorium, suivant un roulement établi entre eux, tous les jours de 10 h. à midi et de 2 h. à 4 heures.

La journée du malade.

A 6 h. Fermeture des fenêtres.

A 6 h. 1/2 en été et 7 h. en hiver. Lever.

8 h. Petit déjeuner au réfectoire. Ouverture des fenêtres.

8 h. 1/2. Exercices respiratoires.

De 9 h. à midi. Cure d'air sur la chaise longue.

Midi. Déjeuner.

1 h. à 2 h. Promenade ou cure d'air ou jeux selon les indications du médecin.

2 à 4 h. Cure d'air.

4 h. à 4 h. 1/2. Exercices respiratoires.

4 h. 1/2 à 5 h. Goûter.

De 5 à 6 h. 1/2. Cure d'air.

6 h. 1/2 à 7 h. 1/2. Toilette.

7 h. 1/2. Dîner.

8 h. 1/2. Salon de conversation, jeux.

9 h. Fermeture des fenêtres.

9 h. 1/2. Coucher.

10 h. Ouverture des fenêtres. Extinction des feux.

Le petit déjeuner est composé au choix de café au lait, thé, chocolat, lait, œufs, soupe, tartines de pain beurré.

Le déjeuner de midi : hors d'œuvre, viande crue, deux plats, deux desserts, et café et liqueurs mais avec permission du médecin traitant.

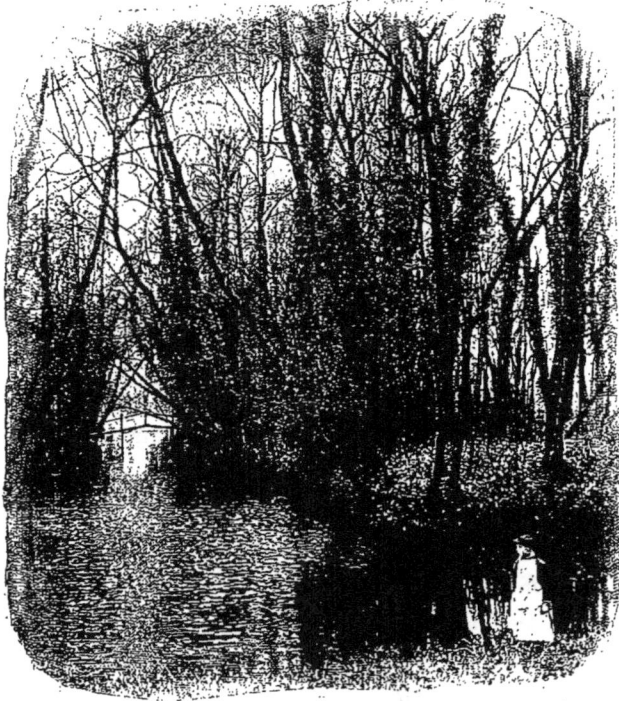

LES ILES

Le dîner de 7 heures : potage, trois plats, desserts.

Le goûter est facultatif; il n'est pas compris dans le prix de la pension; il sera préparé au restaurant et servi sur la chaise-longue ou au réfectoire, suivant le désir des malades.

Gratuité. — Caisse de Secours. — Une Caisse de secours, fondée par M. le docteur Guillaume Livet, a été instituée pour procurer aux tuberculeux pauvres l'admission gratuite au Sanatorium (1).

Des galeries de cure d'air sont installées pour recevoir deux cents malades externes, selon l'usage des Sanatoria allemands. Ces malades arrivent à 8 h. le matin et partent à 7 h. le soir; des voitures spéciales les conduisent aux trains correspondants. Ils reçoivent les soins médicaux et suivent la cure d'air et de repos comme les malades du sanatorium. Quant au déjeuner, ils le recevront gratuitement selon les ressources de la Caisse de Secours, et les dons offerts par les bienfaiteurs de l'établissement.

Des dames visiteuses, suivant les instructions de M. l'Inspecteur général, auront surtout pour mission de visiter ces malheureux, de veiller à ce que rentrés chez eux, tant pendant la durée de la cure qu'après celle-ci, ils prennent les précautions d'hygiène les plus sévères; elles devront rendre compte à la direction des ressources de ces malades et de leur famille, étudier dans quelles conditions on peut leur venir en aide et secourir les pauvres et les enfants des ouvriers que la maladie empêche de travailler, en attendant qu'ils soient guéris par la cure au sanatorium et remis en état de subvenir aux besoins des leurs.

Conditions de séjour. — Le prix de la journée de pension est différent suivant l'étage occupé par le malade, mais sauf

---

(1) Cette caisse de secours porte le titre de : " Caisse de Secours du Sanatorium de Dugny, pour l'hospitalisation des tuberculeux pauvres ".

Elle est alimentée par des dons, souscriptions, loteries, fêtes de charité, représentations théâtrales, etc.

Elle paie au sanatorium les journées des malades internes c'est-à-dire entièrement hospitalisés ou des malades externes; elle paie en outre les frais de déplacement de ceux-ci et vient en aide à leurs familles.

cette différence d'étage, la nourriture et les soins sont les mêmes pour tous, payants ou gratuits (1).

Les malades payants sont tarifés d'après leur prix de revient, de façon à ce que le sanatorium soit abordable à toutes les classes de la société. Pour les conditions, il faut écrire à M. Isch, secrétaire général, 28, rue Pigalle, avec timbre pour réponse.

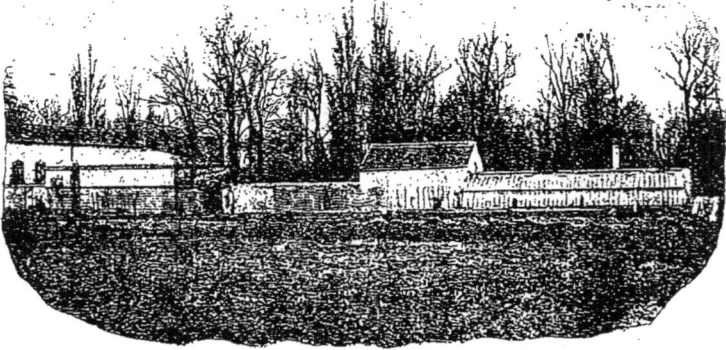

LES SERRES ET LES SALONS DE CONVERSATION

Des conditions spéciales sont faites pour certaines collectivités, telles que l'Union des instituteurs, les employés des postes et télégraphes, la Société des auteurs dramatiques, le syndicat de la presse, la Société des auteurs et compositeurs de musique, la Société des journalistes parisiens, la Société des journalistes républicains, la Société des artistes dramatiques,

(1) Les malades gratuits sont placés dans une autre partie de la propriété que les malades payants et séparés d'eux par des murs élevés entourant un immense jardin de 20.000 mètres.

l'Union du commerce, et différents syndicats avec lesquels la
direction a traité et qui paient pour le séjour de leurs membres
au sanatorium.

Les prix de séjour comprennent : le logement, le chauffage,
l'éclairage, l'hydrothérapie, la nourriture (goûter excepté), le
transport de l'établissement à la gare, le service et les soins
médicaux.

Ces prix ne sont applicables que pour un séjour d'un mois
au moins. Le départ doit être annoncé au médecin et à l'administration cinq jours d'avance.

La pension se paie par mois et d'avance. Le prix du mois
est acquis, quelle que soit la cause du départ du malade avant
que le mois ne soit écoulé.

Suppléments. — Les pensionnaires n'ont à payer d'autres
suppléments que la pharmacie, les eaux minérales et le goûter.
Si toutefois, en dehors des repas et menus réguliers, et avec
l'autorisation du médecin, ils désirent prendre des suppléments au restaurant (café, liqueurs, bière, champagne), ces
suppléments sont à leur charge et doivent être payés comptant
au garçon du restaurant sur la présentation d'une note spéciale.

Mais les garçons ne seront jamais autorisés à servir de
suppléments à un malade si celui-ci n'est porteur d'une carte
d'autorisation signée du médecin traitant et visée par le
médecin en chef.

Les pensionnaires ont à payer à leur départ, pour la
désinfection de la chambre qu'ils occupaient, une somme de
20 francs, quelle qu'ait été la durée de leur séjour.

La même indemnité est due s'ils changent de chambre
pendant leur séjour.

Il n'est pas fait de décompte pour une absence motivée d'un
jour seulement. Une absence de plusieurs jours est considérée
comme un départ et la Direction ne garantit pas qu'une
chambre sera libre au retour.

RÈGLEMENT INTÉRIEUR

Les malades signent en arrivant un engagement donnant le droit à la direction de les renvoyer immédiatement :

1º S'ils crachent en dehors des crachoirs de poche ou des crachoirs permanents.

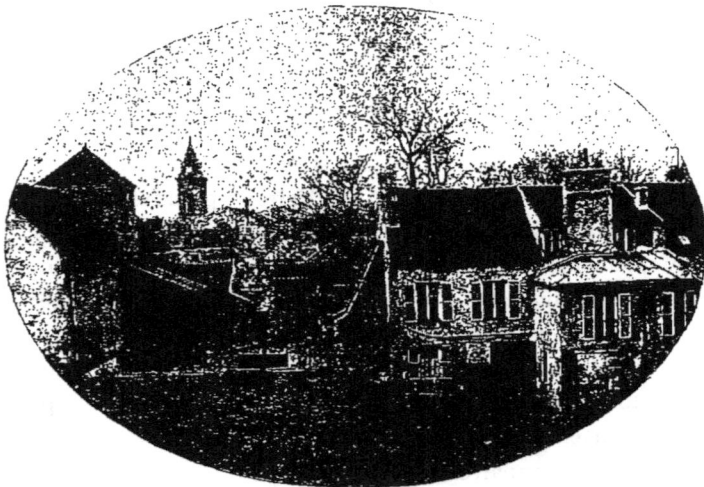

UN COIN DE LA FERME. — LE VILLAGE

2º S'ils donnent lieu à un scandale quelconque, notamment en manquant d'égards vis-à-vis des médecins et de la direction, ou en se refusant à suivre les prescriptions utiles à leur état.

3° S'ils ont une tenue indécente.

4° Il est interdit de fumer dans l'intérieur de l'établissement ou du salon de conversation. Les malades sont autorisés à fumer au restaurant, après le service terminé, quand les dames se sont retirées, à condition, toutefois, qu'ils aient une permission du médecin traitant; ceux qui sont munis de cette permission peuvent fumer en plein air excepté dans les galeries de cure.

5° Les jeux de hasard sont interdits.

6° Les instruments de musique sont interdits dans les chambres.

7° Les robes à traîne sont interdites.

8° Les malades ne peuvent être autorisés à sortir que pour des motifs réellement graves ; cette autorisation demandée par écrit avec l'indication des motifs sera accordée ou refusée par le directeur après avis du médecin traitant contresigné du médecin en chef.

9° Les malades sont priés d'éviter les discussions politiques ou religieuses ; celles-ci ne devant pas modifier leurs idées sont inutiles et de plus dangereuses, car elles leur donnent la fièvre et une élévation de température.

10° Les malades payants sont priés d'apporter avec eux : deux couvertures de voyage, un sac de peau de mouton pour l'hiver, un châle ou plaid, des vêtements chauds et particulièrement au moins deux chemises de flanelle, une pèlerine à capuchon dite pass-montagne, et pour les dames un collet, une ombrelle, des galoches de cuir à semelles de bois et des chaussons de Strasbourg.

Ces objets se trouvent chez les commerçants à Dugny même, où on peut les acheter avant d'entrer au Sanatorium.

Visites. — Les parents et amis des malades sont admis au Sanatorium le dimanche et le jeudi, de 2 heures à 4 heures.

Des visites plus fréquentes peuvent être autorisées suivant les cas.

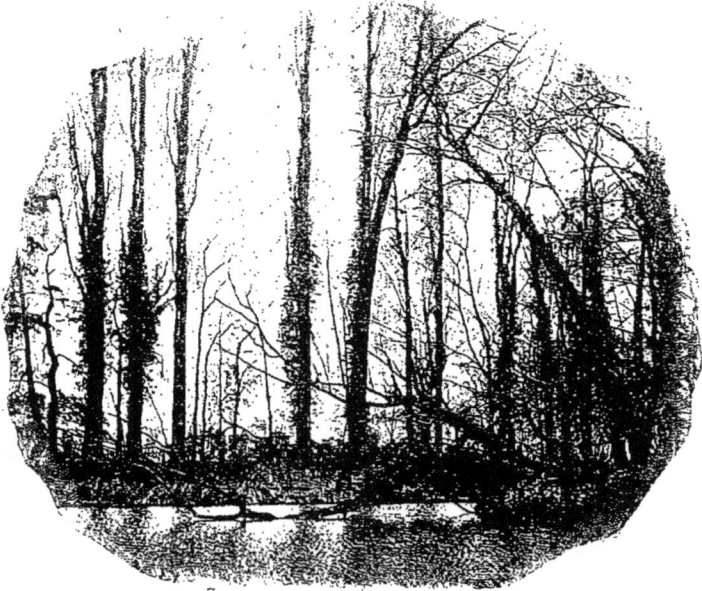

LA RIVIÈRE. — LES ILES

Telles sont les grandes lignes de l'organisation du Sanatorium de Dugny, fondé par le docteur Guillaume Livet (1),

(1) Le docteur Guillaume Livet a été choisi comme médecin en chef du Sanatorium de Dugny pour ses travaux sur la tuberculose et en particulier de sa guérison par un sérum, la Bacillosine. Rappelons ses autres titres : vice-président d'honneur du Congrès de la Tuberculose à l'Exposition de Saint-Louis (1904), vice-président du Congrès de la Tuberculose (New-York,

et quelques philanthropes : on peut dire qu'il est le plus grand établissement du monde entier, le mieux compris à tous les points de vue, le plus heureusement mis à la portée de toutes les bourses, recevant dans les belles chambres du rez-de-chaussée et du premier l'aristocratie de toute l'Europe et surtout de Paris, dans les autres étages les tuberculeux des classes moyennes, et enfin gratuitement, dans des galeries de cure d'air réservées, les tuberculeux indigents ou seulement trop peu fortunés pour payer leur séjour, si bon marché soit-il.

Le Sanatorium de Dugny, dans de telles conditions, est un Sanatorium modèle ; on voit quels services il est appelé à rendre à la France qui perd par la tuberculose dix-sept de ses enfants à l'heure, et particulièrement à la population parisienne qui compte pour le dixième dans ces pertes.

1902), officier de l'Instruction publique, médaille d'honneur du Ministère de l'Intérieur, lauréat de l'Académie de médecine (1897-1898), médecin inspecteur des enfants du premier âge, directeur de la Clinique de Phtisiologie de Paris, membre correspondant de la Medico-legal Society (New-York), etc., etc.

HORAIRE DES TRAINS
ENTRE PARIS-NORD & LE BOURGET
et vice-versa.

DÉPART DE PARIS	ARRIVÉE AU BOURGET	DÉPART DU BOURGET	ARRIVÉE A PARIS
5 h. » matin ...	5 h. 22 matin	4 h. 41 matin ...	5 h. 00 matin
6 h. 32 » ...	6 h. 46 »	5 h. 22 » ...	5 h. 43 »
7 h. 20 » ...	7 h. 42 »	6 h. 21 » ...	6 h. 42 »
7 h. 35 » ...	7 h. 50 »	7 h. 21 » ...	7 h. 40 »
8 h. 43 » ..	8 h. 58 »	7 h. 35 » ...	7 h. 50 »
9 h. 30 » ...	9 h. 48 ★ »	8 h. 18 ★ » ...	8 h. 37 »
10 h. 05 » ..	10 h. 27 »	8 h. 37 » ...	8 h. 50 »
10 h. 58 » ...	11 h. 20 ★ »	9 h. 47 » ...	10 h. 04 »
11 h. 37 » ..	11 h. 51 »	10 h. 03 » ...	10 h. 23 »
12 h. 24 soir... .	12 h. 44 soir	11 h. 55 ★ » ...	12 h. 09 soir
1 h. 37 »	1 h. 52 ★ »	12 h. 38 soir ...	1 h. 00 »
2 h. 20 »	2 h. 42 »	1 h. 14 ★ »	1 h. 34 »
3 h. 37 »	3 h. 51 »	2 h. 45 »	2 h. 59 »
4 h. » »	4 h. 22 »	4 h. 41 ★ »	5 h. 02 »
4 h. 28 »	4 h. 42 »	5 h. 36 »	5 h. 50 »
4 h. 45 »	5 h. 01 ★ »	5 h. 47 »	6 h. 07 »
5 h. 35 »	5 h. 49 »	6 h. 15 ★ »	6 h. 37 »
6 h. » »	-6 h. 21 ★ »	6 h. 34 »	6 h. 50 »
6 h. 45 »	6 h. 59 »	7 h. 02 »	7 h. 23 »
6 h. 50 »	7 h. 16 »	7 h. 43 »	8 h. 02 »
7 h. 28 »	7 h. 51 »	7 h. 53 »	8 h. 07 »
7 h. 55 »	8 h. 11 »	8 h. 24 »	8 h. 44 »
8 h. 50 »	9 h. 12 »	9 h. 01 »	9 h. 18 »
9 h. 35 »	9 h. 49 »	9 h. 49 »	10 h. 09 »
10 h 25 »	10 h. 46 »	9 h. 57 »	10 h. 20 »
12 h. 40 »	12 h. 59 »	10 h. 48 »	11 h. 02 »
		11 h. 13 »	11 h. 34 »

★ Trains en correspondance avec la voiture publique entre Le Bourget et Dugny (et vice-versa). Durée du trajet : 12 minutes. Prix : 0 fr. 30.

PRIX DES PLACES DE PARIS AU BOURGET

1re CLASSE	2e CLASSE	3e CLASSE
1.10	0.75	0.50

Aller et retour

1.70	1.20	0.80

Construction et Aménagement

DU SANATORIUM

Architecte : M. Julien, 28, rue de Rivoli.

Maçonnerie : M. Martin, 🏵 A., Entrepreneur, 55, rue Bayen.

Peinture : M. Berr, Entrepreneur, 13, rue des Minimes.

Electricité et Machines : MM. Bligny, Delafosse et Cie, Constructeurs, 20, rue du Louvre.

Menuiserie : M. Déro, Entrepreneur, 25 et 27, rue d'Hautpoul.

Canalisation et Distribution d'Eau : MM. Carré et Cie, Constructeurs, 13, rue de la Boétie.

Puits : M. Arrault, Constructeur, 69, rue Rochechouart.

Serrurerie : M. Balet, Entrepreneur, 38, rue Guersant.

Couverture : MM. Ferrand et Foret, Entrepreneurs, 18, rue Hérold

Ameublement : Maison Soubrier, 14, rue de Reuilly.

CLINIQUE DE PHTISIOLOGIE

28, rue Pigalle

CONSULTATIONS GRATUITES

de 10 heures à midi et de 2 heures à 4 heures

(dimanches exceptés)

––––––––

Médecins consultants :

MM. les docteurs

Guillaume LIVET, consultations particulières, 17, avenue Niel, mardis, jeudis, samedis, de 2 h. à 4 h.

MEURICE, 28, rue Pigalle, sur rendez-vous.

BRAYE DE CHÉREILLE, 15, rue Duret, mardis, jeudis, samedis, de 2 h. à 4 h.

MENDELSSOHN, (Larynx), 1, place Wagram, lundis, mercredis, vendredis, de 2 h. à 4 h.

POIRRIER, (Radioscopie), 5, rue Molière.

SOULÉ, (Bouche et Dents), 63, rue de Rennes.

––––––––

Traitement spécial par les injections de Bacillosine.

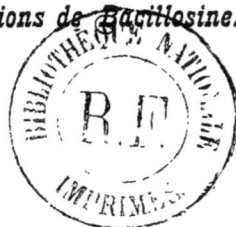

––––––––

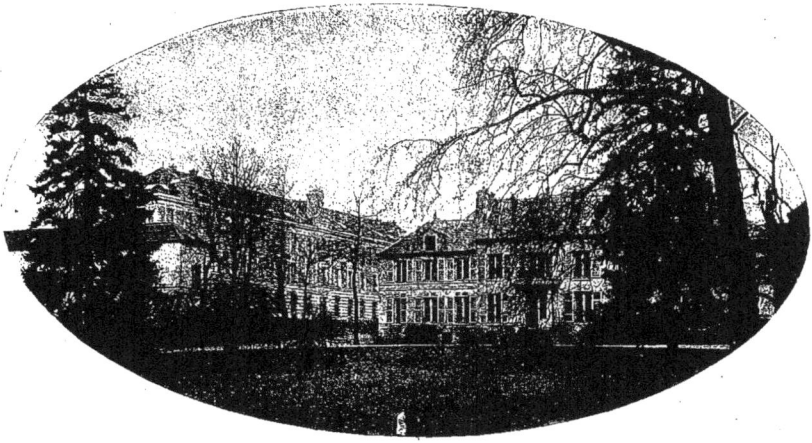

CHATEAU ET BATIMENT PRINCIPAL